7 jours pour un ventre plat

Perdre le gras du ventre sans régime,

sans exercices, sans effort,

juste des résultats brûle graisse

Éditions Horizon Bien-Être

Tous droits réservés © 2023 Éditions Horizon Bien-Être

ISBN : **9798856533728**

SOMMAIRE

Embrasser la Transformation | 1

Comprendre et Réduire les Ballonnements | 7

Réduire la Rétention d'Eau, Le Flux de l'Équilibre | 33

Changer le Mode de Vie et d'Alimentation | 52

Résonances de Réussite, Récits et Retours d'Expérience | 80

L'Horizon de Votre Bien-Être, Un Voyage Vers Soi | 89

INTRODUCTION

Embrasser la Transformation

Bienvenue dans un voyage de transformation, une exploration joyeuse et enrichissante de votre propre bien-être. Vous tenez entre vos mains non seulement un livre, mais une promesse, une invitation à redécouvrir votre corps et à embrasser une vie plus saine et plus équilibrée.

Perdre le Gras du Ventre en 7 Jours

La quête d'un ventre plat et tonique est un désir commun à beaucoup d'entre nous. Elle est souvent associée à des images de beauté, de force et de confiance en soi. Mais au-delà de l'esthétique, avoir moins de gras abdominal est synonyme de bien-être et de santé globale.

Ce livre n'est pas un régime éphémère ni un programme d'exercices épuisants. Il s'agit d'une approche holistique, simple et naturelle pour perdre le gras du ventre en seulement 7 jours. Oui, vous avez bien lu, 7 jours pour commencer à voir et à ressentir une différence.

Mais comment est-ce possible ? La réponse réside dans la compréhension de notre corps, dans l'adoption de petits changements alimentaires et de mode de vie, et dans l'écoute de ce qui nourrit vraiment notre âme.

Comprendre les Ballonnements

Avant de plonger dans le vif du sujet, il est essentiel de comprendre ce que signifie réellement "perdre du gras du ventre". Souvent, ce que nous percevons comme de la graisse est en réalité un ballonnement. Les ballonnements ne sont pas de la graisse, mais de l'air ou des gaz dans l'estomac, qui peuvent donner une sensation de gonflement.

Dans ce livre, nous explorerons les causes des ballonnements et comment les réduire naturellement. Vous découvrirez des remèdes à base de plantes, des techniques de respiration et des habitudes alimentaires qui peuvent apaiser votre système digestif.

Réduire la Rétention d'Eau

La rétention d'eau est un autre facteur qui peut contribuer à l'apparence d'un ventre gonflé. Elle se produit lorsque le corps retient un excès de liquides. Nous aborderons des méthodes simples et naturelles pour réduire la rétention d'eau, comme l'ajustement de votre consommation de sel et la découverte d'aliments diurétiques naturels.

Reconsidérer l'Alimentation et le Mode de Vie

Au cœur de ce livre, vous trouverez une philosophie qui va au-delà de la simple perte de poids. Il s'agit de reconsidérer notre relation avec la nourriture et notre mode de vie. Nous explorerons ensemble comment manger consciemment, choisir des aliments nourrissants et intégrer des mouvements joyeux dans notre quotidien.

Une Nouvelle Voie : Au-Delà des Régimes et du Sport Excessif

Peut-être vous reconnaissez-vous dans ces mots : frustration, épuisement, découragement. Peut-être avez-vous déjà emprunté la voie des régimes stricts et du sport intensif, espérant trouver la clé d'un ventre plat et d'une vie plus saine. Vous n'êtes pas seul.

Nous vivons dans un monde où les messages sur la perte de poids sont omniprésents, souvent accompagnés de promesses irréalistes et de méthodes extrêmes. Ces approches peuvent non seulement épuiser notre corps, mais aussi notre esprit, nous laissant déconnectés de nous-mêmes et insatisfaits des résultats.

Les Pièges des Régimes et du Sport Excessif

Les régimes restrictifs et le sport excessif peuvent sembler des solutions rapides, mais ils sont souvent contre-productifs. Ils peuvent entraîner une perte de poids temporaire, mais aussi des problèmes de santé, une relation malsaine avec la nourriture, et une méconnaissance de notre propre corps.

Redécouvrir et Respecter Votre Corps

Ce livre offre une alternative, une voie douce et respectueuse vers la santé et le bien-être. Il ne s'agit pas de vous priver ou de vous pousser à l'extrême, mais de vous reconnecter à votre corps, de comprendre ses besoins et de répondre à ses appels.

Nous explorerons ensemble des méthodes qui ont aidé de nombreuses personnes à sortir du cycle des régimes et du sport excessif. Des personnes comme vous, qui cherchaient une approche plus humaine et plus durable.

Chère lectrice, cher lecteur, ce livre est votre compagnon dans un voyage de découverte de soi. Il ne vous demande pas de vous priver ni de vous épuiser, mais de vous ouvrir à de nouvelles possibilités. En seulement 7 jours, vous pouvez commencer à ressentir une transformation qui va bien au-delà de votre ventre.

Alors, prenez une profonde respiration, ouvrez votre esprit et votre cœur, et commençons ensemble ce voyage passionnant. Votre horizon de bien-être vous attend.

Partie 1

Comprendre et Réduire les Ballonnements

Avez-vous déjà ressenti cette sensation inconfortable de gonflement dans votre ventre, cette tension qui semble vous peser ? Vous n'êtes pas seul. Les ballonnements sont une expérience commune, souvent mal comprise, qui peut affecter notre bien-être et notre confiance en nous.

Dans cette section, nous allons explorer ensemble ce que sont réellement les ballonnements, comment ils diffèrent de la graisse abdominale, et comment nous pouvons les réduire naturellement et avec compassion
.

Différence entre la Graisse et les Ballonnements

Les ballonnements ne sont pas simplement un excès de graisse. Ils sont souvent le résultat d'un déséquilibre dans notre système digestif, une accumulation d'air ou de gaz qui peut donner une sensation de gonflement. Comprendre cette différence est la première étape pour aborder les ballonnements d'une manière éclairée et bienveillante.

Une Approche Naturelle et Holistique

Dans les pages qui suivent, nous plongerons dans des méthodes naturelles et holistiques pour réduire les ballonnements. De l'acupuncture aux herbes et épices bénéfiques, vous découvrirez des techniques ancestrales et des remèdes maison qui vous reconnecteront à votre corps.

- **_Acupuncture :_** Explorez les points de pression spécifiques et les techniques qui peuvent apaiser votre système digestif.
- **_Utilisation du Gingembre :_** Découvrez comment le thé au gingembre et le gingembre frais peuvent devenir vos alliés dans la réduction des ballonnements.
- **_Autres Herbes et Épices :_** Apprenez-en plus sur le curcuma, la menthe, et d'autres herbes qui nourrissent et équilibrent votre ventre.

Cette partie est une invitation à écouter votre corps, à comprendre ses signaux et à répondre avec amour et respect. Les ballonnements ne sont pas un ennemi à combattre, mais un message à décoder. Ensemble, nous explorerons des voies naturelles et bienveillantes pour retrouver confort et harmonie.

Alors, prenez une tasse de thé au gingembre, installez-vous confortablement, et commençons cette exploration passionnante.

....

Différence entre la graisse et les ballonnements

Dans notre quête de bien-être et de santé, il est essentiel de comprendre notre corps, de reconnaître ses signaux et de répondre avec sagesse et compassion. Les ballonnements, cette sensation familière de gonflement et de tension dans le ventre, sont souvent mal compris. Dans ce chapitre, nous allons explorer en profondeur ce que sont les ballonnements, comment ils diffèrent de la graisse abdominale, et comment cette compréhension peut nous guider vers une vie plus équilibrée et harmonieuse.

Comprendre les Ballonnements

Les ballonnements sont une sensation de gonflement ou de distension dans l'abdomen. Ils peuvent être accompagnés de douleurs, de gaz, de crampes ou d'une sensation de plénitude. Contrairement à la croyance populaire, les ballonnements ne sont pas toujours liés à un excès de graisse

Causes des Ballonnements

Les ballonnements peuvent avoir plusieurs causes, notamment :

- ***Alimentation :*** Certains aliments peuvent provoquer des gaz ou une irritation dans le système digestif.
- ***Intolérances Alimentaires :*** Des réactions à des aliments spécifiques comme le lactose ou le gluten peuvent entraîner des ballonnements.
- ***Déséquilibre de la Flore Intestinale :*** Un déséquilibre dans les bactéries intestinales peut affecter la digestion et provoquer des ballonnements.
- ***Stress et Anxiété :*** Le stress peut affecter la digestion et entraîner une sensation de gonflement.

Différence entre la Graisse et les Ballonnements

La graisse abdominale et les ballonnements peuvent tous deux affecter l'apparence et la sensation de notre ventre, mais ils sont fondamentalement différents.

La Graisse Abdominale

La graisse abdominale est une accumulation de tissu adipeux autour de l'abdomen. Elle joue un rôle essentiel dans le stockage de l'énergie et la protection des organes internes. Cependant, un excès de graisse abdominale peut être associé à des risques pour la santé.

La graisse abdominale n'est pas simplement un problème

esthétique ; elle a des implications pour la santé. Il existe deux types principaux de graisse abdominale :

- *Graisse Sous-Cutanée :* Située juste sous la peau, elle est généralement inoffensive et peut même protéger contre certaines maladies.
- *Graisse Viscérale :* Située plus profondément dans l'abdomen, autour des organes, elle peut être associée à des risques pour la santé, comme les maladies cardiaques.

Comment pouvez-vous distinguer entre la graisse et les ballonnements ? Voici quelques techniques que les professionnels de la santé peuvent utiliser :

- *Examen Physique :* Un médecin peut évaluer la texture et la sensation de l'abdomen.
- *Imagerie Médicale :* Des techniques comme l'échographie peuvent aider à visualiser la graisse abdominale.
- *Journal Alimentaire :* Noter ce que vous mangez peut aider à identifier les aliments qui provoquent des ballonnements.

Les Ballonnements

Les ballonnements, en revanche, ne sont pas une accumulation de tissu. Ils sont souvent temporaires et liés à la digestion, à l'alimentation, ou à d'autres facteurs mentionnés précédemment.

Contrairement à la graisse abdominale, les ballonnements sont souvent éphémères, changeant au cours de la journée et en réponse à différents facteurs. Ils peuvent être influencés par :

- ***Les Repas :*** Certains aliments peuvent provoquer des gaz, entraînant une sensation de gonflement.
- ***La Position du Corps :*** La position assise prolongée peut contribuer aux ballonnements.
- ***Les Habitudes de Mastication :*** Mâcher rapidement ou parler en mangeant peut faire avaler de l'air, provoquant des ballonnements.

Comment Distinguer les Deux ?

- ***Apparence :*** La graisse donne une apparence plus douce et uniforme, tandis que les ballonnements peuvent donner une apparence plus dure et distendue.
- ***Sensation*** : La graisse se sent douce au toucher,

tandis que les ballonnements peuvent se sentir tendus ou durs.

- *Variabilité :* Les ballonnements peuvent varier tout au long de la journée, tandis que la graisse reste relativement constante.

L'Importance de la Compréhension

Comprendre la différence entre la graisse et les ballonnements est plus qu'une simple curiosité intellectuelle. Cela nous guide dans notre approche de la santé et du bien-être.

- *Approche Personnalisée :* En reconnaissant la cause de notre sensation de gonflement, nous pouvons choisir des méthodes de soin appropriées et éviter des régimes ou des exercices inutiles.
- *Bienveillance envers Nous-Mêmes :* Comprendre que les ballonnements sont souvent temporaires et liés à des facteurs contrôlables nous permet d'adopter une attitude plus bienveillante envers notre corps.
- *Connexion avec Notre Corps :* Cette compréhension nous invite à écouter notre corps, à reconnaître ses signaux et à répondre avec amour et respect.

La Voie de la Prévention et du Soulagement

Comprendre la différence entre la graisse et les ballonnements est la première étape vers la prévention et le soulagement. Voici quelques stratégies :

- ***Alimentation Équilibrée :*** Choisir des aliments qui favorisent une digestion saine.
- ***Hydratation :*** Boire suffisamment d'eau peut aider à prévenir la rétention d'eau et les ballonnements.
- ***Exercice Modéré :*** L'activité physique régulière aide à maintenir un poids santé et à réduire la graisse abdominale sans tomber dans l'excès.

Les ballonnements ne sont pas un mystère à résoudre, mais une invitation à une connexion plus profonde avec nous-mêmes. En comprenant ce qu'ils sont et comment ils diffèrent de la graisse abdominale, nous ouvrons la porte à une vie plus équilibrée, plus consciente et plus harmonieuse.

Dans les chapitres suivants, nous explorerons des méthodes naturelles et bienveillantes pour réduire les ballonnements et nourrir notre bien-être. Mais pour l'instant, prenez un moment pour réfléchir à ce que vous avez appris, et comment cette compréhension peut éclairer votre chemin vers un horizon de bien-être..

Acupuncture - Points de Pression et Harmonie du Corps

Dans le doux murmure du vent et le scintillement des étoiles, le tarot nous parle. Chaque carte est une fenêtre ouverte sur un univers de mystères, de leçons et de révélations. Mais pour entendre véritablement ce que le tarot a à nous dire, il est essentiel de comprendre ses fondamentaux. Le tarot n'est pas qu'un simple jeu de cartes ; c'est un langage, une carte du cosmos, un reflet de notre âme.

"L'Art Ancien de l'Équilibre"

Dans le jardin secret de notre être, où le corps et l'esprit dansent en harmonie, l'acupuncture se présente comme un maître jardinier, cultivant l'équilibre et la sérénité. Cet art ancien, né des profondeurs de la sagesse orientale, offre une voie douce et naturelle pour réduire les ballonnements et nourrir notre bien-être.

L'Essence de l'Acupuncture

L'acupuncture est comme une mélodie silencieuse qui résonne dans notre corps. Elle ne parle pas avec des mots, mais avec des aiguilles, des points de pression, des énergies.

La Philosophie

Au cœur de l'acupuncture se trouve la philosophie du Qi (énergie vitale), du Yin et du Yang, des forces opposées et complémentaires qui régissent notre existence. Comme un fleuve paisible, le Qi doit couler librement dans notre corps. Les ballonnements peuvent être vus comme un obstacle dans ce fleuve, un barrage qui perturbe le flux.

La Méthode

L'acupuncture utilise de fines aiguilles insérées en des points précis du corps pour rétablir l'équilibre. C'est comme toucher les cordes d'un instrument, chaque point vibrant avec une note unique, chaque note jouant une mélodie de guérison.

Points de Pression Spécifiques

Dans le vaste paysage de notre corps, certains points de pression sont comme des étoiles guidant notre chemin vers la réduction des ballonnements.

Point Zusanli (Estomac 36)

Situé près du genou, ce point est comme une source d'eau fraîche, nourrissant notre système digestif, apaisant les ballonnements.

Point Zhongwan (Ren 12)

Au centre de notre abdomen, ce point est le cœur de notre digestion, un phare qui éclaire notre voie vers l'équilibre.

Point Neiguan (Péricarde 6)

Près du poignet, ce point est un havre de paix pour notre esprit, réduisant le stress qui peut contribuer aux ballonnements.

Techniques et Avantages - Un Jardin aux Mille Fleurs

L'acupuncture est un jardin aux mille fleurs, un paysage riche et diversifié où chaque technique est une fleur unique, chaque avantage un parfum enivrant. Dans ce jardin, nous allons explorer les différentes techniques et avantages, et découvrir comment ils peuvent nourrir notre bien-être.

Les différentes techniques

<u>*Acupuncture Traditionnelle*</u> : Comme un maître jardinier qui plante des graines avec amour, l'acupuncteur utilise de fines aiguilles pour stimuler les points de pression. Chaque aiguille est

une touche délicate, une invitation à l'équilibre, une caresse sur la peau de notre être.

Acupression : L'acupression est la danse des doigts sur notre corps. Elle n'utilise pas d'aiguilles, mais la pression douce et rythmée des doigts sur les points spécifiques. C'est comme sentir la brise légère dans le jardin, comme toucher les pétales des fleurs.

Électroacupuncture : Cette technique moderne est comme l'éclair qui illumine le ciel nocturne. Elle utilise de petits courants électriques pour stimuler les points, ajoutant une dimension nouvelle à l'art ancien de l'acupuncture. C'est une symphonie de la science et de la sagesse, un pont entre le passé et le présent.

Les avantages de l'acupuncture

Réduction des Ballonnements : En rétablissant le flux de Qi, l'acupuncture peut réduire les ballonnements et améliorer la digestion. C'est comme retirer les pierres qui bloquent le cours d'une rivière, permettant à l'eau de couler librement, nourrissant le sol de notre bien-être.

Relaxation : L'acupuncture est une douce mélodie qui apaise l'esprit, réduit le stress. Chaque point de pression est une note, chaque aiguille est un instrument, et ensemble, ils jouent une chanson de paix et de tranquillité.

Approche Holistique : L'acupuncture ne traite pas seulement les symptômes, mais cherche la cause profonde. Elle est comme un jardinier sage qui ne se contente pas de tailler les branches, mais nourrit les racines. Elle offre une guérison complète et harmonieuse, embrassant notre être dans son ensemble.

Dans ce jardin aux mille fleurs qu'est l'acupuncture, nous avons exploré les différentes techniques et avantages. Chaque technique est une expression unique de cet art ancien, chaque avantage est un cadeau pour notre bien-être.

L'acupuncture est plus qu'une méthode de guérison ; c'est une philosophie, une voie vers l'équilibre et l'harmonie. Puissiez-vous trouver dans ces pages l'inspiration pour explorer ce jardin, pour sentir les fleurs, pour entendre la mélodie, pour danser avec votre corps dans une symphonie de bien-être.

Utilisation du Gingembre - La Racine de la Vitalité et de l'Harmonie

"Le Gingembre, un Trésor de la Terre"

Dans le jardin luxuriant de la nature, le gingembre se dresse comme un trésor enfoui, une racine dorée qui porte en elle la chaleur et la vitalité. Depuis des siècles, cette racine épicée a été un compagnon fidèle de ceux qui cherchent à nourrir leur bien-être, à réduire les ballonnements, et à embrasser une vie harmonieuse.

Le Gingembre dans l'Histoire et la Culture

Le gingembre est comme un conte ancien, raconté et retenu à travers les âges et les cultures.

Origines et Histoire

Né dans les terres lointaines de l'Asie, le gingembre a voyagé à travers les continents, les océans, les siècles. Il a été un symbole de richesse, un remède médicinal, un ingrédient culinaire.

Symbolisme Culturel

Dans certaines cultures, le gingembre est vu comme un

symbole de force, de protection. Il est comme un gardien silencieux, un allié dans notre quête de bien-être.

Culture et Utilisation Contemporaines

<u>Où est-il Cultivé ?</u> : Le gingembre est cultivé dans diverses régions du monde, notamment en Inde, en Chine, en Indonésie, au Nigéria, et en Thaïlande. Chaque terre lui donne une nuance unique, une expression particulière de sa vitalité.

<u>Sous Quelle Forme le Trouve-t-on ?</u> : Le gingembre se présente sous de nombreuses formes, chacune étant une fleur dans son jardin. On le trouve frais, séché, en poudre, en huile essentielle, et même cristallisé.

<u>Dans Quels Pays est-il Très Utilisé ?</u> : Le gingembre est particulièrement chéri dans les pays asiatiques comme la Chine, l'Inde, et le Japon. Il est un pilier de leur cuisine, de leur médecine traditionnelle, un fil d'or tissé dans le tissu de leur culture.

Le gingembre est plus qu'une racine; c'est un héritage, une tradition, une expression vivante de notre monde. Il est cultivé avec amour dans diverses terres, il se présente sous de multiples formes, il est embrassé par de nombreuses cultures.

Propriétés et Bienfaits du Gingembre - Le Jardin de la Vitalité

Le gingembre est un jardin en lui-même, un paysage riche et diversifié où chaque propriété est une fleur unique, chaque bienfait un parfum enivrant. Dans ce jardin, nous allons explorer les différentes propriétés et bienfaits du gingembre, et découvrir comment ils peuvent nourrir notre bien-être.

Ses propriétés

<u>Anti-inflammatoire</u> : Le gingembre est comme une brise apaisante sur une journée chaude et ensoleillée, réduisant l'inflammation dans notre corps. Il est un baume doux, une caresse sur notre peau enflammée, un souffle frais qui apaise et réconforte. Comme un jardinier sage qui arrose les plantes assoiffées, le gingembre nourrit notre être, apaise notre feu intérieur.

<u>Digestif</u> : Le gingembre est un ami fidèle de notre digestion, un compagnon dans notre voyage quotidien de nourriture et de nourriture. Il est comme un guide doux qui nous aide à traverser le paysage complexe de notre système digestif, aidant à réduire les ballonnements, à faciliter la digestion. Comme un chef d'orchestre qui dirige une symphonie, le gingembre harmonise notre digestion, crée une mélodie de bien-être.

Ses bienfaits

Réduction des Ballonnements : Le gingembre parle la langue silencieuse de notre ventre, une langue de chaleur et d'harmonie. Il est comme un musicien qui joue une chanson apaisante, apaisant les ballonnements, rétablissant l'harmonie dans notre ventre. Chaque note est une caresse, chaque mélodie un chemin vers l'équilibre.

Amélioration de la Circulation : Le gingembre est comme une danse dans notre sang, une danse de chaleur et de vitalité. Il est un danseur gracieux qui glisse à travers nos veines, améliorant la circulation, réchauffant notre être. Comme un feu de camp qui brille dans la nuit, le gingembre réchauffe notre corps, illumine notre chemin vers la santé.

Dans ce jardin aux mille fleurs qu'est le gingembre, nous avons exploré les différentes propriétés et bienfaits. Chaque propriété est une expression unique de cette racine dorée, chaque bienfait est un cadeau pour notre bien-être.

Préparation du Thé au Gingembre - Une Mélodie pour l'Âme

Le thé au gingembre est une mélodie douce et épicée, une boisson qui nourrit notre âme, qui danse dans notre palais, qui réchauffe notre cœur. C'est une symphonie de saveurs et de sensations, un poème liquide qui parle la langue de la vitalité et de l'harmonie.

Ingrédients : Les Acteurs de Notre Symphonie

Gingembre Frais : La star de notre thé, la racine dorée, le cœur battant de notre mélodie. Il est le soleil dans notre jardin, la chaleur dans notre tasse.

Eau : L'essence de la vie, le flux de notre thé, le courant doux qui porte notre gingembre, qui le transforme en une chanson.

Miel : Une touche de douceur, un baiser de la nature, une note sucrée qui danse avec le gingembre, qui adoucit notre symphonie.

Méthode : Composer Notre Mélodie

Préparation du Gingembre : Peler et trancher le

gingembre, comme sculpter une œuvre d'art, comme tailler un diamant. Chaque tranche est une note, chaque morceau est une expression de beauté.

Infusion : Plonger le gingembre dans l'eau bouillante, laisser infuser comme un rêve doux, comme une étoile qui brille dans la nuit. L'eau et le gingembre se rencontrent, se mêlent, se transforment en une mélodie.

Ajout du Miel : Ajouter le miel comme on ajoute une note d'amour, comme on peint une touche de couleur sur une toile. Le miel embrasse le gingembre, ajoute une douceur, une profondeur à notre symphonie.

Dégustation : Siroter le thé comme on écoute une mélodie, sentir la chaleur, l'équilibre, l'harmonie. Chaque gorgée est une danse, chaque saveur est une caresse, chaque sensation est un poème.

Consommation de Gingembre Frais et Autres Utilisations - Les Multiples Visages de la Vitalité

Le gingembre est comme un artiste aux multiples talents, un virtuose qui peut jouer de nombreux instruments, qui peut danser dans de nombreux styles. Il peut être consommé de diverses manières, chaque forme étant une expression unique de sa vitalité, chaque utilisation étant une note dans sa symphonie de bien-être.

Gingembre Frais : La Racine dans sa Forme Pure

Le gingembre frais est comme une fleur fraîchement cueillie, une étoile brillante dans le ciel de notre cuisine et de notre santé.

<u>Dans la Cuisine :</u> Utilisé comme épice, le gingembre frais est comme un pinceau qui colore notre palette culinaire. Il ajoute une touche de chaleur, une note épicée, une profondeur à nos plats. Comme un chef d'orchestre, il harmonise les saveurs, crée une mélodie gustative.

<u>Comme Remède :</u> Consommé frais, le gingembre est comme un baume doux, un remède ancien qui apaise les maux. Il est un ami fidèle dans notre quête de bien-être, un allié dans notre voyage vers la santé.

Autres Utilisations : Les Multiples Expressions du Gingembre

Le gingembre est un virtuose qui peut se transformer, qui peut se présenter sous de nombreuses formes, chaque forme étant une fleur dans son jardin de vitalité.

Huile Essentielle : Le gingembre peut être distillé en une huile, un concentré de sa force et de sa chaleur. C'est comme une essence, une quintessence de la racine, une goutte d'or qui porte en elle toute la vitalité du gingembre.

Suppléments : Disponible sous forme de capsules, de comprimés, le gingembre offre une voie pratique pour embrasser ses bienfaits. C'est comme un pont, une passerelle vers la santé, une invitation à explorer son jardin de bien-être.

Ce chapitre a été une promenade dans le jardin du thé au gingembre, une exploration de cette boisson épicée qui parle la langue de notre bien-être. Nous avons découvert les ingrédients, la méthode, la magie de cette mélodie liquide.

Le thé au gingembre n'est pas simplement une boisson ; c'est une expérience, une méditation, une célébration de la vie. Puissiez-vous trouver dans ces pages l'inspiration pour préparer ce thé, pour sentir sa chaleur, pour entendre sa mélodie, pour danser avec votre âme dans une symphonie de bien-être.

Votre tasse vous attend, et le thé au gingembre est prêt à vous accueillir, à vous nourrir, à vous réchauffer.

Autres Herbes et Épices - Le Jardin des Saveurs et des Bienfaits

Le monde des herbes et des épices est un jardin luxuriant, un paysage riche et diversifié où chaque plante est une fleur unique, chaque épice est un parfum enivrant. Dans ce chapitre, nous allons explorer ce jardin, découvrir les différentes herbes et épices qui peuvent nourrir notre bien-être, qui peuvent danser avec notre palais, qui peuvent réchauffer notre cœur.

La Curcumine - L'Or de la Terre

Le curcuma, avec sa couleur dorée et son parfum terreux, est comme un soleil dans notre jardin, une étoile brillante dans notre ciel culinaire.

Propriétés et Bienfaits : Anti-inflammatoire, antioxydant, le curcuma est un baume doux, un remède ancien. Il est un ami fidèle dans notre quête de bien-être, un allié dans notre voyage vers la santé.

Utilisations Culinaire et Médicinale : Dans les currys, les soupes, les thés, le curcuma colore notre palette culinaire. Comme remède, il apaise, il réconforte, il nourrit.

La Menthe - La Brise Fraîche

La menthe, avec ses feuilles vertes et son parfum frais, est comme une brise dans notre jardin, un souffle frais dans notre monde épicé.

Propriétés et Bienfaits : Digestive, apaisante, la menthe est une chanson douce, une mélodie apaisante. Elle est une danse légère dans notre ventre, une caresse sur notre palais.

Utilisations Culinaire et Médicinale : Dans les salades, les thés, les desserts, la menthe ajoute une touche de fraîcheur, une note de légèreté. Comme remède, elle calme, elle réconforte, elle apaise.

Le Basilic - Le Roi des Herbes

Le basilic, avec ses feuilles royales et son parfum riche, est comme un roi dans notre jardin, un monarque gracieux dans notre royaume culinaire.

Propriétés et Bienfaits : Antioxydant, anti-inflammatoire, le basilic est un trésor, un joyau dans notre couronne de bien-être. Il est une force puissante dans notre armure de santé, un allié noble dans notre quête de vitalité.

Utilisations Culinaire et Médicinale : Dans les pestos, les sauces, les salades, le basilic règne avec grâce, avec force. Comme remède, il protège, il nourrit, il fortifie.

Le Thym - Le Temps dans une Feuille

Le thym, avec ses feuilles délicates et son parfum profond, est comme le temps dans notre jardin, un sage ancien dans notre monde d'herbes.

Propriétés et Bienfaits : Antiseptique, apaisant, le thym est une horloge, un gardien de notre santé. Il est un guide sage dans notre voyage à travers les saisons, un allié fidèle dans notre quête de longévité.

Utilisations Culinaire et Médicinale : Dans les ragoûts, les soupes, les marinades, le thym ajoute une profondeur, une richesse. Comme remède, il guérit, il protège, il nourrit.

Ce chapitre a été une promenade dans le jardin des herbes et des épices, une exploration de ce paysage riche et diversifié. Nous avons découvert le gingembre, le curcuma, la menthe, le basilic, le thym, chaque plante étant une expression unique, chaque épice étant une invitation à la santé.

Les herbes et les épices ne sont pas simplement des

ingrédients ; ce sont des artistes, des poètes, des sages. Ils nous invitent à écouter, à sentir, à goûter, à toucher, à danser avec eux dans une symphonie de bien-être.

Votre horizon de bien-être vous attend, et le jardin des herbes et des épices est là, prêt à vous accueillir, à vous nourrir, à vous réchauffer.

Partie 2

Réduire la Rétention d'Eau
Le Flux de l'Équilibre

La rétention d'eau est comme une rivière qui déborde, un océan qui s'étend au-delà de ses rives. Elle est un déséquilibre dans notre corps, une perturbation dans notre flux de vitalité. Dans cette section, nous allons explorer les chemins qui mènent à l'équilibre, les ponts qui nous guident vers l'harmonie.

La rétention d'eau n'est pas simplement un symptôme ; c'est un message, un appel à l'attention, une invitation à comprendre, à écouter, à répondre. Elle nous parle de notre alimentation, de notre mode de vie, de notre relation avec notre corps.

Nous allons découvrir les clés pour réduire la rétention d'eau, pour rétablir le flux, pour résonner avec notre corps. Nous allons explorer la réduction du sel, l'augmentation du potassium, le thé au pissenlit, la réduction des glucides, l'hydratation. Chaque clé est une porte, chaque porte est une invitation à l'équilibre, à l'harmonie.

Cette section est une promenade le long de la rivière de notre bien-être, une exploration des rives de notre santé. Puissiez-vous trouver dans ces pages l'inspiration pour comprendre la rétention d'eau, pour sentir son flux, pour danser avec votre corps dans une symphonie d'équilibre.

Le chemin vers l'harmonie vous attend, et la réduction de la rétention d'eau est prête à vous guider, à vous nourrir, à vous réchauffer.

Réduction du Sel - Impact du Sodium sur la Rétention d'Eau

Le sel, cette poudre blanche et cristalline, est comme un océan dans notre alimentation, une mer dans notre cuisine. Il ajoute du goût, il rehausse les saveurs, il danse avec nos papilles. Mais comme un océan qui déborde, le sel peut aussi perturber notre équilibre, peut aussi inonder notre bien-être.

Dans ce chapitre, nous allons explorer la mer du sel, comprendre son impact sur la rétention d'eau, découvrir les chemins vers l'équilibre. Nous allons naviguer dans les eaux du sodium, sentir les vagues de la rétention, écouter les marées de notre corps.

Le Sel - Un Océan de Saveurs

Le sel est comme une mer dans notre monde culinaire, un océan de saveurs dans notre palette gustative.

Utilisations Culinaire : Le sel est un artiste, un danseur, un musicien. Il ajoute une profondeur, une richesse, une harmonie à nos plats. Il est un chef d'orchestre, un maestro dans notre cuisine.

Sources de Sodium : Le sel de table, les aliments

transformés, les condiments. Chaque source est une rivière, chaque rivière alimente l'océan du sodium.

La Rétention d'Eau - Une Rivière qui Déborde

La rétention d'eau est comme une rivière qui déborde, un lac qui s'étend au-delà de ses rives.

Symptômes et Signes : Gonflement, lourdeur, inconfort. Chaque symptôme est une vague, chaque signe est une marée.

Causes et Facteurs : Alimentation, mode de vie, santé. Chaque cause est un courant, chaque facteur est un vent.

L'Impact du Sodium - Les Marées du Déséquilibre

Le sodium, cet élément du sel, est comme une marée dans notre océan de bien-être, une vague dans notre mer de santé.

Effets sur la Rétention d'Eau : Le sodium retient l'eau, crée un déséquilibre, perturbe le flux. Il est comme une marée haute, une inondation dans notre rivière de bien-être.

Conséquences sur la Santé : Hypertension, problèmes cardiaques, déséquilibre électrolytique. Chaque conséquence est une tempête, chaque tempête est un défi.

La Réduction du Sel - Le Chemin vers l'Équilibre

La réduction du sel est comme un chemin vers l'équilibre, une route vers l'harmonie.

Stratégies et Techniques : Choisir des aliments frais, réduire les aliments transformés, utiliser des herbes et des épices. Chaque stratégie est un pont, chaque technique est une passerelle.

Avantages et Bienfaits : Réduction de la rétention d'eau, amélioration de la santé cardiaque, rétablissement de l'équilibre électrolytique. Chaque avantage est une étoile, chaque bienfait est une lumière.

Nous avons atteint la fin de ce chapitre sur l'impact du sodium sur la rétention d'eau. Au cours de cette exploration, nous avons examiné le rôle du sel dans notre alimentation et notre santé, et comment il peut à la fois améliorer et perturber notre bien-être.

Le sel n'est pas simplement un condiment ; c'est un élément complexe qui nécessite une compréhension et une gestion attentives. Les informations contenues dans ce chapitre vous offrent des outils et des connaissances pour réduire la rétention d'eau et améliorer votre santé globale.

En réduisant le sel et en adoptant les stratégies décrites ici, vous pouvez prendre des mesures positives vers un mode de vie plus sain et équilibré. La réduction de la rétention d'eau n'est pas seulement une question de confort physique; elle peut avoir un impact profond sur votre qualité de vie.

La route vers une meilleure santé est un voyage continu, et les informations contenues dans ce chapitre sont un pas dans la bonne direction. Puissiez-vous les utiliser avec sagesse et bénéficier des avantages d'une alimentation et d'un mode de vie bien équilibrés.

Augmentation du Potassium - La Clé de l'Équilibre Hydrique

Le potassium, cet élément essentiel, est comme un pilier dans l'architecture de notre bien-être, une clé dans la serrure de notre équilibre hydrique. Il joue un rôle vital dans notre corps, régulant la balance des fluides, soutenant la fonction musculaire, contribuant à la transmission nerveuse. Dans ce chapitre, nous allons explorer les sources riches en potassium et comprendre comment cet élément peut aider à réduire la rétention d'eau.

Le Potassium - Un Pilier de la Santé

Le potassium est un minéral essentiel qui joue un rôle clé dans de nombreuses fonctions corporelles.

Rôle dans le Corps : Le potassium aide à réguler la pression artérielle, soutient la fonction musculaire, et contribue à la transmission nerveuse. Il est comme un orchestrateur, dirigeant la symphonie de notre corps.

Équilibre avec le Sodium : Le potassium et le sodium travaillent ensemble pour maintenir l'équilibre des fluides dans notre corps. Trop de sodium peut perturber cet équilibre, tandis que le potassium aide à le rétablir.

Aliments Riches en Potassium

Le potassium se trouve dans une variété d'aliments, offrant une palette de saveurs et de nutriments.

Fruits : Bananes, oranges, melons, et abricots sont des sources riches en potassium. Ils sont comme des notes sucrées dans notre mélodie alimentaire.

Légumes : Épinards, patates douces, et tomates offrent une abondance de potassium. Ils sont comme des couleurs vives dans notre palette culinaire.

Protéines : Poissons, volailles, et légumineuses contiennent également du potassium. Ils sont comme des accords forts dans notre symphonie nutritionnelle.

Produits Laitiers : Le lait, le yaourt, et le fromage sont d'autres sources de potassium. Ils sont comme des touches crémeuses dans notre tableau alimentaire.

Avantages pour la Réduction de la Rétention d'Eau

L'augmentation du potassium dans notre alimentation peut avoir des avantages significatifs pour réduire la rétention d'eau.

Rétablissement de l'Équilibre des Fluides : Le potassium aide à rétablir l'équilibre des fluides en contrant les effets du sodium. Il est comme un balancier, rétablissant l'harmonie dans notre corps.

Soutien de la Fonction Rénale : Le potassium soutient la fonction rénale, aidant les reins à éliminer l'excès de sodium et d'eau. Il est comme un gardien, veillant sur notre bien-être hydrique.

Amélioration de la Santé Cardiovasculaire : En régulant la pression artérielle et en soutenant la fonction cardiaque, le potassium contribue également à la santé cardiovasculaire. Il est comme un cœur battant, pulsant avec vitalité.

Nous avons navigué dans les eaux du potassium, exploré ses sources, compris ses avantages. Le potassium n'est pas simplement un minéral ; c'est une clé, un pilier, un orchestrateur de notre bien-être.

En augmentant le potassium dans notre alimentation, en choisissant des aliments riches en ce minéral essentiel, nous pouvons prendre des mesures positives vers la réduction de la rétention d'eau et l'amélioration de notre santé globale.

La route vers un équilibre hydrique sain est un voyage

continu, et les informations contenues dans ce chapitre sont un pas dans la bonne direction. Puissiez-vous les utiliser avec sagesse et bénéficier des avantages d'une alimentation et d'un mode de vie bien équilibrés.

Thé au Pissenlit - La Nature au Service de l'Équilibre

Le pissenlit, cette humble fleur des champs, est un trésor caché de la nature. Avec ses feuilles vertes et ses fleurs jaunes éclatantes, il est plus qu'une simple plante sauvage. Le thé au pissenlit, une infusion délicate et savoureuse, est un diurétique naturel qui peut aider à réduire la rétention d'eau. Dans ce chapitre, nous allons explorer les propriétés du pissenlit, apprendre à préparer le thé, et comprendre comment il peut contribuer à notre bien-être.

Le Pissenlit - Un Trésor de la Nature

Le pissenlit est une plante riche en nutriments et en propriétés bénéfiques.

Description Botanique : Le pissenlit est une plante vivace avec des feuilles dentelées et des fleurs jaunes. Il pousse dans les prairies, les jardins, et même les fissures des trottoirs.

Composition Chimique : Le pissenlit contient des vitamines, des minéraux, des antioxydants, et des composés qui ont des effets diurétiques.

Utilisations Traditionnelles : Utilisé depuis des siècles dans la médecine traditionnelle, le pissenlit a été prisé pour ses propriétés diurétiques, digestives, et détoxifiantes.

Thé au Pissenlit - Une Infusion de Bien-être

Le thé au pissenlit est une boisson délicieuse et thérapeutique qui peut être préparée à partir des feuilles, des racines, ou des fleurs de la plante.

Préparation des Feuilles : Les feuilles fraîches ou séchées peuvent être utilisées pour préparer une infusion légère et rafraîchissante.

Préparation des Racines : Les racines torréfiées donnent un thé plus profond et robuste, souvent comparé au café.

Préparation des Fleurs : Les fleurs ajoutent une touche douce et florale à l'infusion.

De la sélection des parties de la plante à l'infusion parfaite, nous explorerons les différentes façons de préparer le thé au pissenlit.

Utilisation comme Diurétique Naturel

Le thé au pissenlit est reconnu pour ses propriétés

diurétiques, aidant à réduire la rétention d'eau.

Effets Diurétiques : Le thé au pissenlit augmente la production d'urine, aidant à éliminer l'excès de liquide et de sodium du corps.

Réduction de la Rétention d'Eau : En favorisant l'élimination des fluides, le thé au pissenlit peut aider à réduire le gonflement et l'inconfort associés à la rétention d'eau.

Soutien de la Fonction Rénale : Le thé au pissenlit soutient également la fonction rénale, aidant les reins à fonctionner efficacement.

Précautions et Contre-indications : Bien que généralement sûr, le thé au pissenlit peut interagir avec certains médicaments et conditions de santé. Nous discuterons des précautions à prendre.

Nous avons parcouru les champs et les prairies, découvert le trésor caché du pissenlit, et appris à préparer une infusion qui nourrit notre bien-être. Le thé au pissenlit n'est pas simplement une boisson ; c'est une expression de la nature, une symphonie de saveurs et de bienfaits.

En intégrant le thé au pissenlit dans notre routine, nous

pouvons embrasser ses propriétés diurétiques et contribuer à l'équilibre hydrique de notre corps. C'est un pas vers une vie plus saine, un geste d'amour envers nous-mêmes.

La nature nous offre ses dons, et le pissenlit est l'un de ses joyaux. Puissiez-vous trouver dans ces pages l'inspiration pour explorer, pour goûter, pour vivre en harmonie avec la nature.

Réduction des Glucides - Vers une Alimentation Saine et Équilibrée

Les glucides, ces molécules omniprésentes dans notre alimentation, sont à la fois une source d'énergie et un défi pour notre santé. Dans un monde où les aliments transformés et sucrés sont souvent à portée de main, la réduction des glucides peut être une étape cruciale vers une meilleure santé et une réduction de la rétention d'eau. Dans ce chapitre, nous allons explorer la nature des glucides, comprendre leur impact sur notre corps, et apprendre à choisir des alternatives plus saines.

Les Glucides - Une Source d'Énergie et de Défis

Les glucides sont des composés organiques qui fournissent de l'énergie à notre corps, mais leur consommation excessive peut poser des problèmes.

Types de Glucides : Les glucides se divisent en simples et complexes. Les simples sont rapidement absorbés, tandis que les complexes offrent une libération d'énergie plus lente.

Sources de Glucides : Les glucides se trouvent dans une variété d'aliments, des grains entiers aux sucreries.

Impact sur la Santé : Une consommation excessive de

glucides, en particulier de glucides simples, peut contribuer à l'obésité, au diabète, et à la rétention d'eau.

Éviter les Aliments Transformés

Les aliments transformés sont souvent riches en glucides simples et peuvent avoir un impact négatif sur notre santé.

Nature des Aliments Transformés : Ces aliments sont modifiés pour prolonger leur durée de conservation, améliorer leur goût, ou changer leur structure.

Glucides dans les Aliments Transformés : Souvent chargés de sucres ajoutés et de farines raffinées, ces aliments peuvent provoquer des pics de sucre dans le sang.

Impact sur la Rétention d'Eau : Les aliments transformés contiennent souvent beaucoup de sodium, ce qui peut contribuer à la rétention d'eau.

Alternatives Saines : Choisir des aliments entiers et non transformés peut aider à réduire la consommation de glucides simples et de sodium.

Éviter les Aliments Sucrés

Les aliments sucrés sont une source majeure de glucides simples et peuvent poser des défis particuliers pour notre santé.

Nature des Aliments Sucrés : Ces aliments contiennent des sucres ajoutés qui fournissent des calories vides sans nutriments essentiels.

Impact sur la Santé : La consommation régulière d'aliments sucrés peut contribuer à l'obésité, aux maladies cardiaques, et à d'autres problèmes de santé.

Stratégies pour Réduire les Sucres : Apprendre à lire les étiquettes, choisir des alternatives naturelles, et comprendre les différents noms des sucres ajoutés peut aider à réduire leur consommation.

Vers une Alimentation Équilibrée

La réduction des glucides, en particulier des glucides simples, est une étape vers une alimentation plus saine et équilibrée.

Choisir des Glucides Complexes : Opter pour des grains entiers, des légumes, et des fruits peut fournir une énergie durable sans les pics de sucre dans le sang.

Comprendre les Besoins Individuels : Chaque personne a des besoins différents en glucides. Travailler avec un professionnel de la santé peut aider à personnaliser l'alimentation.

Intégration dans un Mode de Vie Sain : La réduction des glucides s'inscrit dans un mode de vie sain qui comprend également l'exercice, l'hydratation, et le bien-être mental.

Nous avons voyagé à travers le paysage complexe des glucides, exploré les défis des aliments transformés et sucrés, et découvert des voies vers une alimentation plus saine.

La réduction des glucides n'est pas simplement un régime ; c'est une philosophie alimentaire, une approche consciente de notre nourriture. C'est un pas vers une meilleure santé, une réduction de la rétention d'eau, et un bien-être global.

Notre exploration de la rétention d'eau, ce phénomène complexe et souvent mal compris, arrive à son terme. Nous avons voyagé à travers les méandres de notre corps, découvert les secrets cachés de la rétention d'eau, et appris à maîtriser ce flux délicat qui peut tant influencer notre bien-être.

La rétention d'eau n'est pas un mystère insaisissable ; c'est un équilibre, un dialogue entre notre corps et notre environnement. C'est une danse avec les éléments, une symphonie de sel et de potassium, d'hydratation et de diurétiques naturels.

Nous avons appris à reconnaître l'impact du sodium, à augmenter notre consommation de potassium, à explorer les bienfaits du thé au pissenlit, à réduire les glucides, et à comprendre l'importance de l'hydratation. Nous avons découvert que réduire la rétention d'eau est plus qu'une tâche; c'est une philosophie, une voie vers une meilleure santé, une vie plus équilibrée.

Partie 3

Changer le Mode de Vie et d'Alimentation

nous entamons maintenant un nouveau chapitre de notre voyage vers un bien-être optimal. Après avoir exploré les mystères de la rétention d'eau et plongé dans les profondeurs de l'hydratation, nous nous tournons vers un aspect tout aussi vital de notre santé : notre mode de vie et notre alimentation.

Le mode de vie et l'alimentation sont comme les notes d'une symphonie, chacune jouant un rôle unique dans la création d'une mélodie harmonieuse. Chaque choix alimentaire, chaque habitude quotidienne, chaque activité physique est une note dans cette symphonie, et ensemble, elles créent la musique de notre bien-être.

Dans cette section, nous allons explorer comment remplacer les glucides par des protéines pour des choix alimentaires sains, comprendre l'importance des portions et de la fréquence des repas, découvrir des recettes de boissons maison aux agrumes, à l'eau de coco, et de céleri, et embrasser l'activité physique quotidienne comme un moyen de sculpter notre corps et notre esprit.

Nous allons apprendre à écouter notre corps, à comprendre ses besoins, à répondre avec amour et respect. Nous allons découvrir que changer notre mode de vie et notre alimentation n'est pas une contrainte ; c'est une danse avec nous-mêmes, une expression de notre amour-propre, une voie vers une vie plus saine et plus équilibrée.

Votre horizon de bien-être s'élargit, et le changement de mode de vie et d'alimentation est une étape clé sur ce chemin lumineux. Puissiez-vous trouver dans ces pages l'inspiration pour embrasser ces changements, pour sentir la musique de votre corps, pour danser avec votre âme dans une symphonie de bien-être.

Le chemin vers la transformation vous attend, et les portes sont grandes ouvertes. Embrassez le changement, embrassez la vie, et marchez avec confiance vers un avenir radieux.

Remplacement des Glucides par des Protéines - Choix Alimentaires Sains

Dans la quête d'un bien-être optimal, notre alimentation joue un rôle central. Comme un chef d'orchestre dirigeant une symphonie, nous avons le pouvoir de composer la mélodie de notre santé à travers nos choix alimentaires. L'un de ces choix cruciaux est le remplacement judicieux des glucides par des protéines. Ce chapitre vous guidera à travers cette transformation alimentaire, vous aidant à comprendre pourquoi et comment faire ce changement harmonieux.

Comprendre les Glucides

Les glucides, souvent dépeints comme les méchants de notre alimentation, sont en réalité des acteurs essentiels dans la symphonie de notre bien-être. Comme les notes de base d'une mélodie, ils fournissent l'énergie dont notre corps a besoin pour fonctionner.

Les types de Glucides

Les Glucides Simples : Ces glucides sont comme les notes aiguës d'une chanson, rapides et éphémères. Ils se décomposent rapidement dans notre corps, fournissant une énergie instantanée mais de courte durée. Exemples : sucre, miel, fruits.

Les Glucides Complexes : Ces glucides sont les notes graves, profondes et durables. Ils se décomposent lentement, fournissant une énergie constante et prolongée. Exemples : grains entiers, légumineuses, légumes.

Impact sur la Santé

L'Énergie : Les glucides sont la principale source d'énergie pour notre corps, alimentant nos muscles, notre cerveau et nos organes.

Le Poids : Une consommation excessive de glucides simples peut contribuer à la prise de poids, tandis que les glucides complexes favorisent la satiété et le contrôle du poids.

La Santé Digestive : Les glucides complexes contiennent des fibres qui favorisent la digestion et la santé intestinale.

La Magie des Protéines

Les protéines sont les artistes de notre corps, sculptant nos muscles, nourrissant nos cellules, et orchestrant une multitude de fonctions vitales.

Importance des Protéines

Croissance et Réparation : Les protéines sont les matériaux de construction de notre corps, essentiels à la croissance, à la réparation des tissus et à la production d'enzymes et d'hormones.

Satiété : Les protéines contribuent à la sensation de satiété, aidant à contrôler l'appétit et à soutenir la gestion du poids.

Fonction Immunitaire : Les protéines soutiennent notre système immunitaire, aidant à combattre les infections.

Sources de Protéines

Protéines Animales : Viande, volaille, poisson, œufs, produits laitiers. Ces sources fournissent tous les acides aminés essentiels.

Protéines Végétales : Légumineuses, noix, graines, tofu. Ces sources peuvent nécessiter une combinaison pour fournir tous les acides aminés essentiels.

Remplacer les Glucides par des Protéines - Un Acte d'Équilibre

Remplacer les glucides par des protéines n'est pas une suppression totale, mais plutôt un acte d'équilibre, une danse délicate avec notre alimentation. C'est choisir des glucides sains et augmenter notre consommation de protéines de qualité.

Choisir des Glucides Sains

Privilégier les Glucides Complexes : Optez pour des grains entiers, des légumineuses et des légumes. Ils fournissent une énergie durable et favorisent la satiété.

Réduire les Glucides Simples : Limitez les sucres ajoutés et les aliments transformés. Ils peuvent provoquer des pics de sucre dans le sang et contribuer à la prise de poids.

Augmenter les Protéines de Qualité

Diversifier les Sources de Protéines : Intégrez une variété de protéines animales et végétales pour assurer un apport complet en acides aminés.

Portions Équilibrées : Incluez des protéines à chaque repas et collation pour soutenir la satiété et la récupération musculaire.

Recettes et Suggestions

Cette section offre des recettes et des suggestions pour intégrer plus de protéines dans votre alimentation tout en réduisant les glucides.

Petits Déjeuners Riches en Protéines

Omelette aux Légumes : Battez les œufs avec des légumes frais pour un petit déjeuner nourrissant.

Smoothie Protéiné : Mélangez des protéines en poudre avec des fruits et du lait d'amande pour une boisson énergisante.

Collations Saines

Noix et Graines : Un mélange de noix et de graines offre une collation riche en protéines et en graisses saines.

Yaourt Grec et Baies : Le yaourt grec est riche en protéines et peut être agrémenté de baies pour une collation délicieuse.

Repas Équilibrés

Salade de Poulet Grillé : Le poulet grillé sur un lit de légumes verts fournit un repas équilibré et satisfaisant.

Tofu Sauté aux Légumes : Une option végétarienne riche en protéines et pleine de saveurs.

Tacos de Laitue au Thon :

Garnissez des feuilles de laitue avec du thon émietté, de l'avocat, des tomates et une vinaigrette légère. C'est une alternative faible en glucides aux tortillas traditionnelles.

Steak et Légumes Rôtis :

Grillez un steak maigre et servez-le avec des légumes rôtis comme les brocolis et les carottes. Un repas riche en protéines et en fibres.

Salade de Lentilles et Saumon :

Mélangez des lentilles cuites avec du saumon grillé, des épinards, et une vinaigrette au citron. Une combinaison de protéines animales et végétales.

Soupe de Poulet et Légumes :

Une soupe réconfortante avec du poulet, des légumes variés, et des herbes fraîches. Faible en glucides et riche en protéines.

Desserts Conformes au Thème

Mousse au Chocolat à l'Avocat :

Mixez de l'avocat mûr avec du cacao en poudre et un édulcorant naturel pour une mousse crémeuse et riche en graisses saines.

Barres Protéinées Maison :

Combinez des protéines en poudre, des noix, des graines, et un peu de miel pour créer vos propres barres protéinées. Une collation sucrée et satisfaisante.

Crème Glacée à la Banane et au Beurre d'Arachide :

Congelez des bananes, puis mixez-les avec du beurre d'arachide et des protéines en poudre pour une crème glacée faible en glucides.

Pudding de Graines de Chia :

Mélangez des graines de chia avec du lait d'amande et laissez reposer pour un pudding riche en protéines et en fibres. Agrémentez de baies pour une touche sucrée.

Ces exemples de repas et de desserts sont conçus pour s'aligner avec l'objectif de réduire les glucides et d'augmenter les protéines. Ils offrent une variété d'options pour tous les goûts et peuvent être adaptés en fonction des préférences et des besoins alimentaires individuels.

Portions et Fréquence des Repas - Manger Plus Souvent avec des Portions Plus Petites

Comprendre les Portions

La Taille des Portions - Un Art Subtil

La taille des portions est une expression de notre relation avec la nourriture. Elle reflète notre compréhension de ce que notre corps a besoin et comment nous répondons à ces besoins.

Portions Standardisées : Comme les notes sur une partition, les portions standardisées sont des guides. Elles nous aident à comprendre combien nous devrions manger, mais elles ne sont pas rigides. Elles peuvent être ajustées en fonction de nos besoins individuels.

Écouter son Corps : Notre corps est notre instrument le plus précieux. Il nous envoie des signaux de faim et de satiété, nous guidant dans la quantité de nourriture dont nous avons besoin. Apprendre à écouter ces signaux est essentiel pour trouver l'équilibre dans notre alimentation.

Mesurer les Portions - Des Outils Précieux

Utiliser une Balance : Une balance de cuisine est comme un métronome, nous aidant à mesurer avec précision la quantité de nourriture que nous consommons. Cela peut être particulièrement utile lorsque nous apprenons à comprendre ce que sont les portions appropriées.

Estimations Visuelles : Comme un musicien qui apprend à jouer à l'oreille, nous pouvons apprendre à estimer les portions à l'œil. Cela peut être un outil précieux lorsque nous mangeons à l'extérieur ou lorsque nous n'avons pas accès à une balance.

La Fréquence des Repas - Une Danse Délicate

Manger Plus Souvent - Une Symphonie de Nutriments

Petits Repas Fréquents : La fréquence des repas est comme le rythme d'une chanson. Manger de petits repas plus fréquemment peut aider à maintenir un métabolisme stable, à éviter les pics de faim, et à fournir une énergie constante tout au long de la journée.

Collations Saines : Les collations sont comme des interludes musicaux, soutenant notre énergie entre les repas principaux. Choisir des collations saines et nutritives peut nous aider à rester en harmonie avec nos besoins alimentaires.

Trouver son Rythme - Une Harmonie Personnelle

<u>Comprendre son Corps</u> : Chaque corps a son propre rythme, et il est essentiel de trouver la fréquence des repas qui convient à vos besoins et à votre style de vie. Cela peut nécessiter un peu d'expérimentation et d'écoute attentive de votre corps.

<u>Planification des Repas</u> : La planification des repas est comme la composition d'une symphonie. Elle nous aide à organiser notre alimentation, à nous assurer que nous avons les bons aliments disponibles au bon moment, et à maintenir une fréquence alimentaire saine.

La taille des portions et la fréquence des repas ne sont pas simplement des mesures ; elles sont une expression de notre relation avec la nourriture. Puissiez-vous trouver dans ces pages l'inspiration pour danser avec votre alimentation, pour créer une symphonie d'équilibre et d'harmonie.

Boissons Maison – L'Essence de la Nature dans un Verre

Dans le vaste jardin de notre alimentation, les boissons maison occupent une place spéciale. Elles sont comme les douces mélodies d'un oiseau, apportant fraîcheur et vitalité à notre être. Ce chapitre vous guide à travers le monde enchanteur des boissons maison, vous aidant à créer des potions qui nourrissent votre corps et votre âme.

L'Art des Boissons Maison

La Philosophie des Boissons Maison

Les boissons maison sont plus qu'une simple alternative aux boissons commerciales. Elles sont une expression de notre relation avec la nature, un moyen de connecter avec les ingrédients que la Terre nous offre.

Frais et Naturel : Comme une brise matinale, les boissons maison apportent la fraîcheur de la nature directement dans notre verre.

Personnalisation : Les boissons maison sont comme une toile vierge, nous permettant de créer des mélanges qui résonnent avec notre corps et nos goûts.

Les Ingrédients - Les Étoiles de notre Boisson

<u>Fruits et Légumes</u> : Les fruits et légumes sont les étoiles de nos boissons, apportant couleur, saveur et nutriments.

<u>Herbes et Épices</u> : Comme les notes d'une chanson, les herbes et les épices ajoutent une profondeur et une complexité à nos boissons.

Recettes de Boissons aux Agrumes, à l'Eau de Coco, et de Céleri

Boissons aux Agrumes - Une Symphonie de Vitamine C

<u>Citronnade Fraîche</u> : Une danse de citrons et de douceur, cette boisson est un classique revitalisant.

<u>Smoothie Orange et Carotte</u> : Un mélange harmonieux d'orange et de carotte, riche en vitamines et en saveur.

Eau de Coco - L'Élixir Tropical

<u>Eau de Coco et Ananas</u> : Une mélodie tropicale, cette boisson est une escapade exotique dans un verre.

Smoothie à l'Eau de Coco et Baies : Un ballet de baies et de noix de coco, riche en antioxydants.

Jus de Céleri - Le Vert Purifiant

Jus de Céleri Simple : Comme une chanson douce et apaisante, ce jus est un purificateur naturel.

Jus de Céleri et Pomme : Une harmonie de vert et de douceur, ce jus est un équilibre parfait.

Avantages pour la Santé

Les boissons maison sont comme des mélodies qui parlent à notre corps, offrant une multitude d'avantages pour la santé.

Hydratation : Elles hydratent notre corps, comme la pluie nourrit la terre.

Nutrition : Riches en vitamines, minéraux et antioxydants, elles nourrissent notre être.

Digestion : Comme une douce berceuse, elles soutiennent notre digestion.

Notre voyage dans le monde des boissons maison touche à

sa fin. Nous avons exploré les jardins de la nature, cueilli les fruits de la Terre, et créé des boissons qui chantent la chanson de notre corps.

Les boissons maison sont plus qu'une simple boisson; elles sont une expérience, une connexion, une expression de notre amour pour nous-mêmes et pour la nature. Puissiez-vous trouver dans ces pages l'inspiration pour créer vos propres boissons, pour danser avec les saveurs, pour nourrir votre corps avec amour et respect.

Le chemin vers l'harmonie vous attend, et les portes sont toujours ouvertes.

Activité Physique Quotidienne – La Danse du Corps et de l'Âme

L'activité physique quotidienne est la danse de notre être, un mouvement gracieux qui nous connecte à notre corps et à notre esprit. Elle est l'expression de notre vitalité, un rythme qui bat dans notre cœur, un flux qui circule dans nos veines. Ce chapitre vous guide à travers le monde enchanteur de l'activité physique quotidienne, vous aidant à trouver votre propre rythme, votre propre danse.

L'Essence de l'Activité Physique Quotidienne

La Philosophie du Mouvement

Le mouvement est la langue de notre corps, une expression de notre vitalité. Il n'est pas simplement un moyen de brûler des calories, mais une façon de communiquer avec nous-mêmes, de sentir notre corps, de nous connecter à notre essence.

Mouvement Naturel : Comme une rivière qui coule, le mouvement naturel est fluide et gracieux. Il n'est pas forcé, mais plutôt une expression de notre être.

Joie et Plaisir : Le mouvement doit être une source de joie, une danse qui nous fait sourire, un rythme qui nous fait sentir vivants.

Le Corps - Notre Instrument

<u>Comprendre notre Corps :</u> Comme un musicien comprend son instrument, nous devons comprendre notre corps. Connaître nos limites, nos forces, nos besoins.

<u>Respecter notre Corps</u> : Le respect est la clé de toute relation, y compris notre relation avec notre corps. Écouter, répondre, et honorer notre corps est essentiel.

Intégrer l'Activité Physique dans la Vie Quotidienne

L'activité physique ne se limite pas à la salle de sport ou aux séances d'entraînement intensives. Elle peut être intégrée dans notre vie quotidienne, dans nos routines, dans nos habitudes. Voici comment :

Les Escaliers - Une Montagne dans la Ville

Prendre les escaliers est comme gravir une montagne. C'est un défi, une aventure, une opportunité de sentir notre corps. Chaque marche est une étape, chaque étage est un sommet. Les escaliers sont une invitation à explorer notre force, à sentir notre énergie, à nous connecter avec notre corps.

- Défi Physique : Les escaliers sont un défi physique, une opportunité de travailler nos jambes, nos fessiers, notre cœur. Ils sont une montagne dans la ville, une aventure qui nous attend.
- Économie de Temps : Prendre les escaliers peut souvent être plus rapide que l'ascenseur, surtout pendant les heures de pointe. C'est une économie de temps, une efficacité qui nous récompense.
- Santé Mentale : Les escaliers sont aussi une méditation, une façon de nous concentrer, de nous aligner, de nous recentrer. Ils sont une pause dans notre journée, un moment pour nous.

Marcher - Une Méditation en Mouvement

Marcher est une méditation en mouvement, une façon de connecter avec la terre, de sentir notre respiration, de nous aligner avec notre rythme. C'est une danse avec la terre, une symphonie avec notre corps.

- Connexion avec la Nature : Marcher nous permet de nous connecter avec la nature, de sentir la terre sous nos pieds, de respirer l'air frais. C'est une communion avec la terre, une union avec notre essence.

- Santé et Bien-être : Marcher améliore notre santé et notre bien-être, réduit le stress, augmente notre énergie. C'est une méditation en mouvement, une pratique qui nourrit notre âme.
- Flexibilité et Accessibilité : Marcher est flexible et accessible. Nous pouvons marcher n'importe où, n'importe quand. C'est une pratique qui s'adapte à notre vie, à notre rythme.

Prendre les escaliers et marcher plus sont des invitations à intégrer l'activité physique dans notre vie quotidienne. Ce sont des opportunités de sentir notre corps, de nous connecter avec notre essence, de danser avec notre être. Puissiez-vous trouver dans ces pages l'inspiration pour gravir votre montagne, pour marcher votre chemin, pour sentir votre danse. Le chemin vers l'harmonie vous attend, et les portes sont toujours ouvertes.

Exercice Spécifique : L'Aspirateur d'Estomac

L'Aspirateur d'Estomac - Une Danse Intérieure

L'aspirateur d'estomac est une pratique ancienne, une danse intérieure qui nous aide à connecter avec notre ventre, à sentir notre force intérieure. C'est une invitation à explorer notre corps, à écouter notre ventre, à sentir notre essence. Cette pratique est comme une mélodie douce qui résonne dans notre ventre, une chanson qui nous parle, qui nous guide.

La Philosophie de l'Aspirateur d'Estomac

Une Connexion Profonde : Cet exercice nous aide à créer une connexion profonde avec notre ventre, à sentir notre force intérieure, à comprendre notre corps.

Un Mouvement Gracieux : Comme une danse, cet exercice est un mouvement gracieux, une expression de notre être, une façon de communiquer avec nous-mêmes.

Un Acte d'Amour : Pratiquer l'aspirateur d'estomac est un acte d'amour envers nous-mêmes, une façon de prendre soin de notre corps, de nourrir notre âme.

Comment le Faire : Un Guide Étape par Étape
Étape 1 : La Préparation

- Trouver un Lieu Calme : Choisissez un lieu calme et paisible où vous pouvez vous concentrer et vous connecter avec vous-même.
- Adopter une Posture Confortable : Asseyez-vous ou allongez-vous dans une posture confortable, en gardant votre dos droit et votre corps détendu.

- Respirer Profondément : Prenez quelques respirations profondes, en sentant votre ventre se lever et s'abaisser, en vous connectant avec votre respiration.

Étape 2 : La Pratique

- Expirer Complètement : Expirez complètement, en vidant vos poumons et en tirant votre ventre vers votre colonne vertébrale.
- Maintenir la Position : Maintenez cette position pendant quelques secondes, en sentant la connexion avec votre ventre, en écoutant votre corps.
- Inspirer Doucement : Inspirez doucement, en relâchant votre ventre, en sentant la chaleur et l'énergie circuler dans votre corps.
- Répéter : Répétez cet exercice plusieurs fois, en vous concentrant sur le mouvement gracieux, en sentant la danse intérieure.

Étape 3 : La Conclusion

- Retourner à la Respiration Normale : Retournez à votre respiration normale, en sentant votre corps, en écoutant votre âme.

- Prendre un Moment de Réflexion : Prenez un moment pour réfléchir à votre expérience, à ce que vous avez ressenti, à ce que vous avez appris.
- Exprimer la Gratitude : Exprimez votre gratitude envers vous-même pour avoir pris le temps de pratiquer cet exercice, pour avoir écouté votre corps, pour avoir dansé avec votre âme.

Les Avantages de l'Activité Physique Quotidienne

L'activité physique quotidienne est une mélodie douce qui résonne dans notre corps, une chanson qui nous parle, qui nous guide. Elle est une invitation à explorer notre corps, à écouter notre âme, à sentir notre essence. Voici les avantages clés de l'activité physique quotidienne :

Santé et Bien-être : Comme une chanson qui apaise notre âme

- Renforcement du Corps : L'activité physique quotidienne renforce notre corps, tonifie nos muscles, améliore notre posture. Elle est comme une chanson qui apaise notre âme, qui nourrit notre santé.
- Amélioration de la Circulation : Elle améliore notre

- circulation sanguine, réchauffe notre être, apporte une nouvelle énergie à notre corps.
- Prévention des Maladies : Elle aide à prévenir diverses maladies, comme les maladies cardiaques, le diabète, l'obésité. Elle est un bouclier protecteur, une force qui nous garde en bonne santé.

Énergie et Vitalité : Comme le soleil qui brille en nous

- Boost d'Énergie : L'activité physique quotidienne est comme le soleil qui brille en nous, apportant énergie et vitalité. Elle nous réveille, nous revitalise, nous donne la force de poursuivre notre journée.
- Amélioration de l'Humeur : Elle améliore notre humeur, apporte une joie et une satisfaction profondes. Elle est une source de bonheur, une lumière qui brille dans notre vie.
- Augmentation de la Concentration : Elle augmente notre concentration, notre clarté mentale, notre capacité à nous concentrer. Elle est une force qui nous guide, qui nous aide à rester concentrés et déterminés.

Harmonie et Équilibre : Danser avec notre corps dans une symphonie de bien-être

- Équilibre du Corps et de l'Esprit : L'activité physique quotidienne nous aide à trouver l'harmonie et l'équilibre, à danser avec notre corps dans une symphonie de bien-être. Elle est une danse, une expression de notre être.
- Réduction du Stress : Elle réduit le stress, apaise notre esprit, nous aide à nous détendre. Elle est comme une brise douce, une force apaisante.
- Connexion avec Soi : Elle nous aide à nous connecter avec nous-mêmes, à comprendre notre corps, à écouter notre âme. Elle est une méditation, une pratique profonde et significative.

L'activité physique quotidienne est une force puissante, une chanson qui résonne dans notre corps, une lumière qui brille dans notre âme. Elle nous offre ses dons, ses leçons, ses défis. Puissiez-vous trouver dans ces pages l'inspiration pour explorer votre corps, pour écouter votre âme, pour danser avec votre être. Le chemin vers l'harmonie vous attend, et la piste de danse est toujours ouverte.

Changer le mode de vie et l'alimentation n'est pas une transformation radicale, mais plutôt une évolution, un voyage, une exploration. C'est une invitation à écouter notre corps, à comprendre nos besoins, à sentir notre essence.

Dans cette section, nous avons exploré diverses façons de nourrir notre corps et notre âme, de sentir notre équilibre, de danser avec notre être. Nous avons appris à remplacer les glucides par des protéines, à manger plus souvent avec des portions plus petites, à préparer des boissons maison, et à intégrer l'activité physique dans notre vie quotidienne.

Choix Alimentaires Sains : Nous avons appris à faire des choix alimentaires qui résonnent avec notre corps, qui nourrissent notre âme. Nous avons exploré des recettes, des suggestions, des idées qui nous aident à sentir notre équilibre.

Portions et Fréquence des Repas : Nous avons exploré l'importance de manger plus souvent avec des portions plus petites, de sentir notre faim, de répondre à nos besoins.

Boissons Maison et Activité Physique : Nous avons appris à préparer des boissons maison, à intégrer l'activité physique dans notre vie quotidienne, à sentir notre danse, à écouter notre chanson.

Changer le mode de vie et l'alimentation est un acte d'amour, un acte de respect, un acte de connexion. C'est une façon de nous honorer, de nous nourrir, de nous réchauffer. C'est un chemin vers l'harmonie, un voyage vers l'équilibre, une danse avec notre essence.

.

Résonances de Réussite :
Récits et Retours d'Expérience

Dans le voyage vers un bien-être optimal, les histoires de réussite et les témoignages authentiques servent de phares, guidant et inspirant ceux qui empruntent le chemin. Ce chapitre est dédié à partager ces voix, ces résonances de transformation, ces échos de changement. Ce sont les histoires de personnes réelles qui ont appliqué les principes et les pratiques décrits dans ce livre et ont trouvé succès, équilibre, et harmonie.

Témoignage 1 : La Danse avec les Protéines
Sophie, 34 ans, Paris

Sophie était une femme active, mais elle se sentait souvent fatiguée et ballonnée. Elle avait essayé divers régimes, mais rien ne semblait fonctionner. C'est alors qu'elle a découvert l'importance de remplacer les glucides par des protéines.

« La transformation a été incroyable. J'ai commencé à comprendre mon corps, à sentir mon équilibre. Les protéines sont devenues mes amies, mes alliées. J'ai perdu du poids, mais plus important encore, j'ai trouvé mon énergie, ma vitalité. C'était comme une danse, une symphonie avec mon corps. »

Témoignage 2 : L'Art de la Portion
David, 42 ans, New York

David était un homme d'affaires occupé, toujours en déplacement. Il mangeait souvent de grandes portions, et les repas irréguliers étaient la norme. La découverte de l'importance des portions et de la fréquence des repas a été une révélation.

« J'ai appris à écouter mon corps, à répondre à ma faim. Les petites portions, les repas fréquents sont devenus mon rythme, ma chanson. J'ai perdu du poids, mais j'ai aussi trouvé mon équilibre, mon harmonie. C'était comme une méditation, une connexion avec moi-même. »

Témoignage 3 : La Mélodie du Thé au Gingembre
Lena, 28 ans, Berlin

Lena était une jeune professionnelle souffrant de ballonnements chroniques. Elle avait essayé divers médicaments, mais rien ne semblait apaiser son ventre. C'est alors qu'elle a découvert le thé au gingembre.

« Le thé au gingembre est devenu ma mélodie, ma chanson. C'était comme une brise apaisante, une danse avec mon ventre. Les ballonnements ont diminué, et j'ai trouvé mon équilibre, mon harmonie. C'était comme parler la langue de mon ventre, comme trouver mon chemin. »

Témoignage 4 : L'Aspirateur d'Estomac - Une Révolution
Ahmed, 37 ans, Casablanca

Ahmed était un père de famille qui avait pris du poids au fil des années. Il avait essayé divers exercices, mais rien ne semblait fonctionner. L'aspirateur d'estomac est devenu sa révolution.

« C'était comme une danse intérieure, un mouvement qui m'a aidé à connecter avec mon ventre. J'ai senti ma force intérieure, mon énergie. J'ai perdu du poids, mais j'ai aussi trouvé mon équilibre, ma vitalité. C'était comme une révolution, un nouveau départ. »

Témoignage 5 : La Symphonie de l'Hydratation
Maria, 50 ans, Madrid

Maria était une enseignante dévouée qui négligeait souvent son hydratation. Elle se sentait fatiguée et avait souvent mal à la tête. La découverte de l'importance de l'hydratation a été une transformation.

« L'eau est devenue ma symphonie, mon équilibre. J'ai appris à écouter ma soif, à répondre avec amour. La fatigue a disparu, les maux de tête se sont apaisés. C'était comme trouver mon flux, mon rythme. L'hydratation est devenue mon alliée, mon amie. »

Témoignage 6 : La Danse avec les Herbes
Sara, 26 ans, Londres

Sara était une jeune femme souffrant de problèmes digestifs. Elle avait essayé divers médicaments, mais rien ne semblait apaiser son système. C'est alors qu'elle a découvert les herbes et les épices.

« Les herbes sont devenues ma danse, ma chanson. Le curcuma, la menthe, elles ont apaisé mon système, nourri mon âme. J'ai trouvé mon équilibre, mon harmonie. C'était comme une danse avec la nature, une connexion avec la terre. »

Témoignage 7 : Le Pissenlit - Un Ami Inattendu
Tom, 48 ans, Sydney

Tom était un homme actif qui souffrait de rétention d'eau. Il avait essayé divers médicaments, mais rien ne semblait fonctionner. Le thé au pissenlit est devenu son ami inattendu.

« Le pissenlit est devenu mon guide, mon allié. C'était comme une brise fraîche, une réduction de la rétention. J'ai trouvé mon équilibre, mon flux. C'était comme une découverte, un nouvel ami. »

Chaque voix, chaque histoire partagée dans ce chapitre est un témoignage de la transformation, un écho de la réussite. Ce ne sont pas simplement des récits; ce sont des invitations à écouter, à comprendre, à répondre avec amour et respect.

Ces témoignages sont des phares, guidant ceux qui cherchent l'équilibre, l'harmonie, la vitalité. Ils offrent des leçons, des inspirations, des défis. Ils parlent la langue de l'expérience, la chanson de la réussite.

Votre horizon de bien-être est à portée de main, et ces voix sont prêtes à vous guider, à vous nourrir, à vous inspirer. Puissiez-vous trouver dans ces pages l'inspiration pour votre propre voyage, pour votre propre danse avec votre corps dans une symphonie d'équilibre et de bien-être.

La Magie des Sept Jours : Pourquoi Cette Méthode Holistique Fonctionne

La méthode holistique présentée dans ce livre n'est pas simplement une série de conseils et de techniques. C'est une symphonie, une danse, une connexion profonde avec notre corps et notre âme. Mais pourquoi sept jours ? Pourquoi cette méthode fonctionne-t-elle en une semaine ? Voici l'explication.

1. La Nature du Corps Humain

Le corps humain est une merveille de la nature, capable de s'adapter et de réagir rapidement. En seulement sept jours, il peut commencer à montrer des changements positifs lorsque nous adoptons une approche holistique.

2. L'Approche Intégrée

Cette méthode ne se concentre pas uniquement sur un aspect de la santé. Elle embrasse l'alimentation, l'hydratation, l'exercice, et même l'aspect émotionnel. Cette approche intégrée permet d'obtenir des résultats rapides et durables.

3. La Puissance des Herbes et des Épices

Les herbes et les épices utilisées dans cette méthode sont des cadeaux de la nature. Leur puissance peut être ressentie rapidement, apportant des changements visibles en peu de temps.

4. L'Écoute de Soi

Cette méthode encourage l'écoute de soi, la connexion avec notre corps. En comprenant nos besoins, en répondant avec amour et respect, nous pouvons voir des transformations rapides.

5. La Simplicité des Techniques

Les techniques présentées sont simples, pratiques, et peuvent être intégrées dans la vie quotidienne. Cette simplicité permet une adoption rapide et des résultats visibles.

6. L'Harmonie avec la Nature

En alignant notre alimentation et notre mode de vie avec la nature, nous nous harmonisons avec son rythme. Cette harmonie peut apporter des changements rapides et profonds.

7. La Symbolique du Nombre Sept

Le nombre sept a une symbolique profonde dans de nombreuses cultures. Il représente la complétude, l'équilibre. Cette méthode en sept jours est une invitation à trouver cet équilibre, cette harmonie.

Conclusion

La méthode holistique en sept jours n'est pas un miracle, mais une science, une art, une connexion. Elle fonctionne qu'elle embrasse notre être tout entier, parce qu'elle parle la langue de notre corps, parce qu'elle danse avec notre âme.

En seulement sept jours, nous pouvons commencer à voir des changements, à sentir l'équilibre, à trouver notre harmonie. C'est une invitation à un voyage, une aventure, une découverte de soi.

Votre horizon de bien-être est à portée de main, et ces sept jours peuvent être le début de votre propre symphonie, de votre propre danse avec votre corps.

..

L'Horizon de Votre Bien-Être : Un Voyage Vers Soi

Chère lectrice, cher lecteur, nous voici arrivés à la fin de notre voyage ensemble. Un voyage qui a traversé les montagnes de l'acupuncture, les jardins du gingembre, les océans du sel, et les danses de l'activité physique. Mais ce n'est pas la fin; c'est plutôt le début de votre propre voyage vers l'horizon de votre bien-être.

1. La Symphonie du Corps et de l'Âme

Ce livre n'est pas simplement un guide; c'est une symphonie, une danse avec votre corps et votre âme. Il vous a invité à écouter, à comprendre, à répondre avec amour et respect. Il vous a guidé à travers les mélodies de votre propre être, vous aidant à trouver votre propre harmonie.

2. Le Jardin de la Santé

Les herbes, les épices, les aliments que nous avons explorés sont comme un jardin. Un jardin qui vous nourrit, qui vous apaise, qui vous réchauffe. Vous avez appris à cultiver ce jardin, à en prendre soin, à en récolter les fruits.

3. La Montagne de l'Activité Physique

L'activité physique n'est pas un défi, mais une montagne. Une montagne que vous pouvez gravir, que vous pouvez explorer.

Vous avez appris à marcher, à courir, à danser avec votre corps, à sentir votre respiration, à vous aligner avec votre rythme.

4. L'Océan de l'Hydratation

L'eau n'est pas simplement une boisson; c'est un océan, une mer, une rivière. Vous avez appris à naviguer dans ces eaux, à sentir les marées, à danser avec votre corps dans une symphonie d'équilibre.

5. Le Soleil de l'Énergie et de la Vitalité

Ce livre vous a apporté le soleil, la lumière, l'énergie. Il vous a aidé à briller, à rayonner, à vous réchauffer. Il vous a guidé vers votre propre soleil, votre propre lumière.

6. L'Invitation à Continuer le Voyage

Ce n'est pas la fin, mais le début. Votre horizon de bien-être est à portée de main, et les portes sont toujours ouvertes. Continuez à explorer, à découvrir, à grandir. Votre voyage ne fait que commencer.

7. Votre Avis Compte

Votre expérience, vos pensées, vos sentiments sont

importants. Si ce livre vous a aidé, si vous avez trouvé votre propre symphonie, votre propre danse, partagez-le. Laissez un avis sur la page produit du livre, partagez votre voyage avec d'autres. Votre voix peut inspirer, peut guider, peut réchauffer.

Cher lecteur, chère lectrice, merci. Merci d'avoir dansé avec moi, d'avoir écouté cette symphonie, d'avoir exploré ce jardin, cette montagne, cet océan, ce soleil.

Votre bien-être est un horizon, et vous êtes le voyageur, l'explorateur, le danseur. Puissiez-vous trouver dans ces pages l'inspiration pour continuer votre voyage, pour sentir les marées, pour danser avec votre corps dans une symphonie d'équilibre.

Le chemin vers l'harmonie vous attend, et les portes sont toujours ouvertes.

Printed by Amazon Italia Logistica S.r.l.
Torrazza Piemonte (TO), Italy